医療現場ですぐに使える

パターン英会話集

Center for Allergy and Asthma of Texas
小川リール好子 著
Yoshiko Ogawa-Reel

日本医事新報社

推薦文

　私が医学部を出た25年前には、これほど日本に外国人観光客が来るようになるとは想像もしませんでしたが、いまではいきなり外国人患者さんに対応しなければならないという状況は避けられなくなってきています。円滑に診療を行い患者さんに満足して頂くには、最初の一言が実はとても大切で、トラブルの回避にもつながります。最初に「今日はどうして病院に来たのですか」と聞こうと思って「Why did you come here today?」と聞くと、「こんな症状でどうしてわざわざ受診したんだ」と言われたような気がして怒ってしまう人もいます。

　さて、そこで本書『医療現場ですぐに使えるパターン英会話集』をみると、「What brought you here today？[**ワ**ト ブ**ろ**ート ユー ヒぁ **タ**デイ]」と書いてあります。これなら、良い印象で診療を始められます。また、発音が実際の音に合わせてひらがなとカタカナで書かれているうえ、通じるか通じないかに大きく影響するアクセントも太字で示されています。本書には、

必要最低限かつ多くの状況において十分な英文が、特に問診・診察に関して詳しく書かれています。米国で研修され、大学病院、個人開業と実際に米国の患者さんに毎日接している小川先生が書かれた本書は、日本の医師が外国人の患者さんに少しでも自分の祖国で受診しているときのような安心感を与えられるネイティブな言い回しが満載されています。診察室の引き出しに入れておいて、コーヒーを飲みながらときどき眺めてみてはどうでしょうか。

聖路加国際病院
Immuno-Rheumatology Center センター長

岡田正人

序　文

　本書でご紹介する表現は全て、どんな主訴の外来であってもよく使うもの、という切り口で選ばれています。米国で研修医、指導医、開業医として日々英語を使ってきた筆者の経験を踏まえて完成されました。

　従来型の書籍では、患者さん個々の訴えに合わせて、それと似たような主訴に対応する表現をひとつひとつ探して用いるという使い方になるものが多いように思いますが、本書は全く異なったアプローチを取ります。それは、「どのような表現を使って会話をはじめるか」「何を聞いていくか」「診察のとき無言にならないようどのように声をかけていくか」といった、外来診療の流れの中での道標として機能していくものです。

　外来診療やプレゼンなど、医学英語の表現はある程度決まったパターンがあります。本書はそのある程度限定されたパターンに着目し、そのなかの単語を入れ替えていくことでどんな場合でも使える表現として習得できるよう、編集されました。

第1章は診察室における問診です。各種の典型的な問診と、そこから想定される患者さんの受け答えをまとめています。章末には「Review of Systems」として、全臓器系統における症状の有無を確認できる表現を列挙しています。

　第2章は診察です。英語に慣れていないと身振り手振りだけになってしまう診察時の指示を端的にまとめました。

　第3章は外来での症例をプレゼンテーションする際の表現です。こちらもパターンがあり、そのパターンを覚えてしまえば、どんな症例呈示の際にも応用していくことができます。

　また、巻末には身体各部の英語呼称と頻用用語集をまとめてあります。第1〜3章の各種パターンにこれらの用語を組み合わせることでさまざまな状況に対応できるでしょう。

　本書が外来での英語診療の伴侶となれば幸いです。

2015年3月 著者

● CONTENTS

I 問 診

1 はじめに ——— 2
- **1** 挨拶と自己紹介 ……… 2

2 病歴聴取 ——— 4
- **1** 最初の質問 ……… 4
- **2** 症状を詳しく聴取する① ……… 7
- **3** 症状を詳しく聴取する② ……… 10
- **4** 症状を詳しく聴取する③ ……… 13

3 既往歴等 ——— 16
- **1** 既往歴 ……… 16
- **2** 手術歴 ……… 18
- **3** 入院歴 ……… 20
- **4** アレルギー ……… 23
- **5** 服薬歴 ……… 26

4 生活習慣 ——— 29
- **1** 運 動 ……… 29
- **2** 嗜好品 ……… 32
- **3** 仕 事 ……… 36

5 家族歴 ——— 38
- **1** 家族の既往歴 ……… 38

Review of Systems ……… 41

II 診察

1 診察 —— 54
- **1** 各種の診察 …… 54
- **2** 検査 …… 59

2 診断治療 —— 62
- **1** 診断 …… 62
- **2** 治療方針の説明 …… 64

III 症例の発表・報告

1 症例呈示 —— 68
- **1** プレゼンテーション① …… 68
- **2** プレゼンテーション② …… 83
- **3** プレゼンテーション③ …… 92

付録
- 人体各部位の英語呼称 …… 104
- 頻用用語集 …… 106

I 問 診

Ⅰ 1 はじめに

1 挨拶と自己紹介

▶Key Phrase

●こんにちは，×××さんでいらっしゃいますか？　私は○○○医師です。

Hello, Mr./Ms. ×××?　I am Dr. ○○○, nice to meet you.

[ヘロー，ミスター/ミズ ×××？ アイ アム ダクター ○○○，ナイス トゥー ミート トゥ]

解説

　最初に患者さんの氏名を確認し、自己紹介をします。

　まずは患者さんを確認します。家族連れで受診の場合、どなたが患者さんなのかを確認しておく必要があります。

　そして、自分の名前を名乗り、挨拶をします。患者さん本人や、付き添いの方々にも握手をして自己紹介しましょう。フレンドリーに笑顔を

たたえながら自己紹介をすることで、患者さんの緊張が少しはほぐれるかもしれません。

　名前で呼ばれるのは誰にとってもうれしいことと思います。いろいろなことを考えながら名前を覚えるのは難しいですが、それだけパーソナルな配慮を払っている証になります。

▶Variation

　患者さんの名前の発音の仕方がわからない場合は、このタイミングで確認しておくとスムーズです。

例 1　名前の発音の確認

Is your last name pronounced "×××?" Am I pronouncing it right?
(ご名字は「×××」さんでよろしいですか？　発音は合っていますでしょうか？)

I ─ 2 病歴聴取

1 最初の質問

▶Key Phrase

● 今日はどのような理由で外来にいらっしゃいましたか？

What brought you here today ?

[ワト ブろート ユー ヒぁ タデイ]

▶Patients' Answers

- I have been having trouble breathing for a while.
  (しばらく息苦しいのが続いています。)

- I have a back pain whenever I keep walking for half an hour or so.
  (30分位歩き続けると腰が痛みます。)

- My nose is very congested and it is causing headache.
  (鼻づまりがひどく、頭痛がします。)

- I have been having difficulty hearing.

（音が聞こえにくくなっています。）

解説

挨拶、自己紹介をお互い終えて椅子に座りました。いよいよ病歴聴取を始めますが、最初の質問です。

最初はなるべくオープンクエスチョンで、まずは患者さんご本人にいろいろ説明して頂きます。まずはこちらからKey Phraseの表現を投げて、会話のキャッチボールの開始です。

日本語を直訳する思考だと、主語に人でない単語（what）を持ってくるという発想になりにくいですね。

このまま覚えてしまいましょう。

☞ Ⅰ章2-4 What makes your symptoms worse/better?

▶Variation

Key Phrase は次のように言い換えることも出来ます。

例1 言い換え

What seems to be the problem today?
(今日はどのような理由で外来にいらっしゃいましたか?)

また、複数の主訴があって混乱しかねないときには、話を整理するためにも優先順位を付けてもらいましょう。

例2 主訴の優先順位を尋ねる

Which symptom bothers you the most?
(どの症状について一番お困りですか?)

I - 2 病歴聴取

2 症状を詳しく聴取する①

▶Key Phrase

● その症状はいつ始まりましたか？

When did it start ?

[ゥエン ディド イト スタート]

▶Patients' Answers

- It started one week ago.
  （1週間前です。）

- I don't remember exactly, but it has been bothering me for many years.
  （よく覚えていませんが、ずっと何年も悩まされています。）

- It started five or six years ago, and setting worse over the last year or two.
  （5〜6年前から始まって、ここ1〜2年で悪化しています。）

> **解説**
>
> 痛みでも、咳でも、吐き気でも、とにかくそういった症状がどれくらい続いているか、どんな主訴においてもこの質問は欠かせませんね。"it"で丸暗記しておけば、どんな症状のときでも使えます。

▶Variation

「その症状」を確認したいときは、"it"のところをいろいろな症状を表す単語に置き換えて質問します。

例1 咳

When did your cough start ?
(咳はいつ始まりましたか?)

例2 痛み

When did your pain start ?
(痛みはいつ始まりましたか?)

▶Vocabulary

▼ 耳鼻咽喉

nose bleed (鼻血)
runny nose (鼻水)
nasal congestion (鼻づまり)
cough (咳)
headache (頭痛)
dizziness (めまい)
ringing (耳鳴り)
lightheadedness (立ちくらみ)

▼ 皮膚

rash (皮疹)
hives (蕁麻疹)
itching (かゆみ)

▼ 程度、その他

acute (急性の)
chronic (慢性の)
suddenly (突然に)
gradually (徐々に)
intermittently (間欠的に)

▼ 腹部、泌尿器

blood in urine (血尿)
incontinence (尿失禁)
stomach ache (腹痛)
diarrhea (下痢)
constipation (便秘)
nausea (吐き気、悪心)
vomiting (嘔吐)

▼ 循環器

chest pain (胸痛)
irregular heartbeat, arrythmia (不整脈)
high blood pressure, hypertension (高血圧)

I 2 病歴聴取

3 症状を詳しく聴取する②

▶Key Phrase

● 症状を説明して下さいませんか？

How do you describe your symptoms ?

[ハウ ドゥ ユー ディスク**ら**イブ **ユ**ぁ シムタムズ]

▶Patients' Answers

● I have pressure around my both eyes, as if someone is pushing my eyeballs.
（目の周りに圧痛があって、誰かに目玉を押されているような感覚です。）

● I have to take extra efforts to breathe enough air in.
（努めて息を吸わないと、十分に空気が吸えないのです。）

- My fingers are stiff and difficult to move when I wake up.
  (起床時は指の関節がこわばって、うまく動かすことができません。)

解説

この英文も直訳すると「あなたはどのように症状を説明しますか？」となりますが、日本語で逐語訳するのではなく、文を丸ごと記憶します。症状も様々な種類がありますね。患者さんにご自分の言葉で説明して頂きましょう。

▶Variation

状況に応じて症状を具体的に特定してあげるとお互いにコミュニケーションが取りやすいかもしれません。

例 1　痛　み

How do you describe your pain ?
(痛みはどのようなものか説明して頂けますか？)

 **例 2　咳**

How do you describe your cough ?

（咳はどのようなものか説明して頂けますか？）

▶**V**ocabulary

▼ 痛 み	▼ 呼 吸
dull pain (鈍い痛み) sharp pain (鋭い痛み) stubbing pain (刺さるような痛み) nagging pain (不快な痛み)	dry cough (乾いた咳) wet cough (痰を伴う湿った咳) runny nose (鼻水) shortness of breath (息切れ) sputum (痰)
▼ 消化器症状	▼ その他
bowel movement (便通) loose stool (ゆるい便) constipation (便秘) blood in stool (血便) diarrhea (下痢) nausea (吐き気) vomiting (嘔吐)	tingling (痺れるような) cramping (キリキリするような) burning (焼けるような) swollen (腫れた) chill (寒気)

4 症状を詳しく聴取する③

▶Key Phrase

- どんなことで症状が悪化／改善しますか？

What makes your symptoms worse/better?

[ワト メイクス ユぁ シムタムズ ワ〜ス/ベタ]

▶Patients' Answers

- Eating greasy foods makes my stomach pain worse.
  （油っこい物を食べると腹痛が悪化します。）

- Staying outdoor makes my eyes more watery.
  （屋外に長時間いると涙目がひどくなります。）

- Lying flat makes my breathing difficult.
  （寝ていると息が苦しくなります。）

- Using this cream at night makes my dry skin better.
  (このクリームを夜塗っていると、皮膚の乾燥はましになります。)

解説

I章2-1と同様、人以外の主語は日本語の会話においてはあまり使いませんが、こういった表現で症状を増悪あるいは緩和させる因子を探ります。

▶Variation

前項でも述べたように、症状を特定することでより正確なコミュニケーションが取れるでしょう。

例1 足の痛み

What makes your leg pain better?
(どんなことで足の痛みが改善しますか?)
→Resting makes it better.
　(動かずに休んでいると改善します。)

例2 鼻閉

What makes your nasal congestion worse?
(どんなことで鼻づまりが悪化しますか?)

→Being outside in spring and fall season makes it worse.
(春秋に外出すると悪化します。)

▶Vocabulary

▼痛み
- dull pain (鈍い痛み)
- sharp pain (鋭い痛み)
- stubbing pain (刺さるような痛み)
- nagging pain (不快な痛み)
- painkiller (痛み止め)

▼咳
- dry cough (乾いた咳)
- wet cough (痰を伴う湿った咳)

▼泌尿器症状
- blood in urine (血尿)
- pain on urination (排尿痛)

▼消化器症状
- bowel movement (便通)
- loose stool (ゆるい便)
- constipation (便秘)
- blood in stool (血便)
- diarrhea (下痢)

Ⅰ 3 既往歴等

1 既往歴

▶Key Phrase

● 今まで何か大きな病気にかかったことはありますか？

(Have you had) any medical problems in general in the past ?

[（はヴ ユー はド）エニ メディカル プらーブラムズ イン じぇンらル イン ザ ぱスト]

▶Patients' Answers

● I have hypertension and hyperlipidemia.
（高血圧と高脂血症があります。）

● Once I was told that I was anemic.
（貧血があると言われたことがあります。）

● I used to have asthma as a child.
（子供の頃喘息持ちでした。）

解説

現病歴の次は既往歴です。普段英語を話し慣れていない場合は、どうしても口をついて出てくるという感じではなくなってしまいます。そんなときは、完璧な文で質問することよりも、わかりやすさをめざしましょう。

Any medical problems ? と短く聞いてしまったほうがわかりやすいことは間違いないでしょう。

▶Vocabulary

▼ よくある既往歴

- diabetes（糖尿病）
- gastritis（胃炎）
- gout（痛風）
- hypertension（高血圧）
- hyperlipidemia（高脂血症）
- fatty liver（脂肪肝）
- anemia（貧血）
- hay fever（花粉症）
- asthma（喘息）
- otitis media（中耳炎）
- pneumonia（肺炎）
- prostatitis（前立腺炎）
- cystitis（膀胱炎）
- kidney stone（腎結石）
- endometriosis（子宮内膜症）
- uterine fibroid（子宮筋腫）
- irregular heartbeat, arrythmia（不整脈）
- heart attack（心筋梗塞）
- heart failure（心不全）
- stroke（脳卒中）
- fracture（骨折）
- cancer（がん）
- depression（うつ病）
- atopic dermatitis, eczema（アトピー性皮膚炎）

I ─ 3 既往歴等

2 手術歴

▶Key Phrase

- 今まで手術を受けたことはありますか？

  (Have you had) any surgeries in the past ?

  [（はヴ ユー はド）エニ サ〜ジリズ インザ ぱスト]

▶Patients' Answers

- I had my hernia repaired in childhood.
  （子どもの頃に、ヘルニアの手術を受けました。）

- I had cataract surgery last year.
  （昨年、白内障の手術を受けました。）

- I had lumpectomy done seven years ago.
  （7年前に乳腺腫瘍摘出術を受けました。）

- I had (laparoscopic) cholecystectomy.
  ((腹腔鏡下の)胆嚢摘出術を受けました。)

解説

次に手術歴。ここでも Any surgeries in the past? と短く聞いてしまったほうがわかりやすいでしょう。

▶Vocabulary

▼ よくある手術	▼ その他
appendectomy (虫垂切除術) C-section (帝王切開) lumpectomy (乳腺腫瘍摘出術) mastectomy (乳房切除術) hysterectomy (子宮摘出術) cholecystectomy (胆嚢摘出術)	laparoscopic (腹腔鏡下の) cataract (白内障) glaucoma (緑内障)

I 3 既往歴等

3 入院歴

▶Key Phrase

- 今まで病院に入院したことはありますか？

Have you stayed in a hospital overnight ?

[はヴ ユー ステイド イン ぁ ハスピトル オウヴぁナイト]

Have you been hospitalized in the past ?

[はヴ ユー ビン ハスピトライズド イン ザ ぱスト]

▶Patients' Answers

- Yes, I stayed in a hospital when I had C-section.

(はい、帝王切開で出産したときに入院しました。)

- Yes, when I delivered my children.
  (はい、出産時に入院しました。)

- I have stayed in emergency room for a long time, but I was never hospitalized.
  (救急外来に長時間いたことはありますが、入院したことはありません。)

解説

「入院」という言葉を直訳しようとするとhospitalizedとなりますが、この単語は長い上に言いにくいですね。入院という言葉に拘るのではなく、「病院に一晩以上滞在したことはありますか？」という表現を使うことで患者さんにとってもわかりやすくなります。

▶Variation

例1 一般病棟への入院歴

Have you ever been admitted to the general floor?

(一般病棟へ入院されたことはありますか?)

例 2　集中治療室への入院歴

Have you ever been admitted to the ICU?
(ICU/集中治療室へ入院されたことはありますか?)

▶ Vocabulary

▼ よくある入院理由

C-section (帝王切開)
pneumonia (肺炎)
gastroenteritis (胃腸炎)
appendicitis (虫垂炎)
hysterectomy (子宮摘出術)

I - 3 既往歴等

4 アレルギー

▶**K**ey **P**hrase

- 何か薬にアレルギーはありますか？

  (Do you have) any allergies to any medications ?

  [（ドゥ ユー はヴ）エニ あラジズ ト エニ メディケイシュンズ]

- ラテックスやゴム製品にアレルギーはありますか？

  (Do you have) any allergies to latex or rubber products ?

  [（ドゥ ユー はヴ）エニ あラジズ ト レイテクス オー らバ プらーダクツ]

- 食物アレルギーや虫刺されによるアレルギーはありますか？

  (Do you have) any food allergies, insect sting allergies ?

  [（ドゥ ユー はヴ）エニ ふゥード あラジズ, インセクト スティング あラじズ]

▶Patients' Answers

- Not that I am aware of.
  (わかっている限りでは何もありません。)

- I am allergic to penicillin.
  (ペニシリンにアレルギーがあります。)

解説

抽象的な概念で、身振り手振りではなかなか難しいですね。言葉の壁がある際にはやっかいな概念です。発音も注意して下さい。allergyは[**あ**ラじ]と、アクセントは最初におきます。

▶Variation

アレルギーがある場合は、その反応の内容も聞きましょう。

例1 アレルギーの経験

What happened ?
(どんな反応が起こったのですか？)

→I broke out in hives.

（蕁麻疹が出ました。）

▶Vocabulary

rash（皮疹）
hives, urticaria（蕁麻疹）
faint, pass out, lose consciousness
  （気を失って倒れる）
lip swelling（唇の腫れ）
nausea（吐き気，悪心）
vomiting（嘔吐）

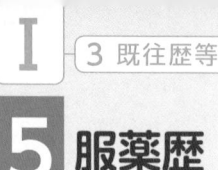

5 服薬歴

▶Key Phrase

- 今どんなお薬を服用していますか？

  What medications are you taking right now ?

  [ワト メディケイシュンズ アー ユー テイキング らイト ナウ]

- 過去にどんなお薬を服用されていましたか？

  What medications have you taken in the past ?

  [ワト メディケイシュンズ はヴ ユー テイカン イン ザ ぱスト]

  What medications did you try in the past ?

  [ワト メディケイシュンズ ディド ユー トらイ イン ザ ぱスト]

▶Patients' Answers

- I am taking amlodipine every day.
  (アムロジピンを毎日服用しています。)

- I took cough syrup for a few days, but it did not do any good on my cough.
  (咳止めシロップを数日飲みましたが、まったく咳は良くなりませんでした。)

解説

　言葉の壁がなくても、患者さんがよく名前を覚えていなかったり、剤形の説明だけだったり(白くて丸い錠剤とピンクの錠剤を飲んでいます…って、そういう薬はたくさんあって手がかりになりません)。また国によって商品名が違ったりすることもあるので、患者さんが薬そのものや処方箋を持っていらっしゃるようであれば、それが一番確実ですね。

　今までにどんな薬を使ったのか、また市販薬など患者さんご自身で試されたものがあるかどうかについて質問し、それらは効果的だったかどうかも聞きましょう。

▶Variation

例1 薬の効果

Did it help ?
(それは効きましたか？)
Did your symptoms get better with the medication?
(その薬で症状は改善しましたか？)

例2 副作用

(Did you experience) any side effects ?
(何か副作用はありましたか？)

▶Vocabulary

▼ 薬の剤型
pill (錠剤)
syrup (シロップ)
inhaler (吸入薬)

1 運 動

(4 生活習慣)

▶Key Phrase

● 定期的に運動をしますか？

Do you work out regularly ?

[ドゥ ユー ワ〜ク アウト れギュラリ]

● どんな運動をしますか？

What type of exercise do you do ?

[ワト タイプ ぁヴ エクササイズ ドゥ ユー ドゥ]

● どれくらいの頻度で運動をしていますか？

How often do you exercise ?

[ハウ オーふぁン ドゥ ユー エクササイズ]

▶Patients' Answers

- I work out at the gym a few times a week.
  (ジムで週に数回運動します。)

- I know I should, but I am not exercising regularly.
  (やらなくてはいけないことはわかっているのですが、定期的な運動はしていません。)

解説

　こういったライフスタイルについての質問は、Yes／Noあるいは数字といったピンポイントで回答が返ってくるので、コミュニケーションは取りやすいかと思います。

　ワークアウトというのは日本語でもよく耳にしますし、日本人にとっても発音しやすい言い回しですね。運動とひと口に言っても、どんな種類の運動なのかを聞きましょう。心肺機能の維持・改善には有酸素運動が最適ですが、月1回のゴルフや野球も運動の範疇に入ると考えて、「はい」と回答される場合もありますね。

▶Vocabulary

yoga (ヨガ)
pilates (ピラティス)
treadmill (トレッドミル、ルームランナー)

I ─4 生活習慣

2 嗜好品

▶Key Phrase

1 アルコール

● アルコール飲料を飲まれますか？

Do you drink any alcohol ?

[ドゥ ユー ドリンク エニ あルカホール]

● (もし飲まれるのなら) 何を、どれくらいの量、どれくらいの頻度で飲まれますか？

(If so,) what do you drink, and how much and how often ?

[(イフ ソウ) ワト ドゥ ユー ドリンク ぁンド ハウ マチ ぁンド ハウ オーふぁン]

2 喫 煙

● 喫煙されますか？

Do you smoke ?

[ドゥ ユー スモウク]

- どれくらいの年数喫煙されていますか？

 How long have you been smoking?

 [ハウ ローング はヴ ユー ビン スモウキング]

- 禁煙されたのであれば、いつからですか？

 If you quit smoking, when was it?

 [イフ ユー クゥイト スモウキング, ゥエン ワズ イト]

- 間接喫煙はありますか？

 (Do you have) second-hand smoking?

 [(ドゥ ユー はヴ) セカンド はンド スモウキング]

3 カフェイン

- カフェインはどれくらい摂取されますか？

 How much caffeine do you take?

 [ハウ マチ きゃふィーン ドゥ ユー テイク]

▶Patients' Answers

1 アルコール

- Yes, I drink one to two glasses of wine daily.

  (はい、毎日ワインを1〜2杯飲みます。)

2 喫煙

- I used to smoke since early twenties, but I quit smoking ten years ago.

  (20代前半から吸っていましたが、10年前に禁煙しました。)

3 カフェイン

- I drink three to four cups of coffee daily.

  (毎日コーヒーを3〜4杯飲みます。)

解説

1 アルコールに関しては種類と量を聞きましょう。

2 喫煙歴もYes／Noだけでなく、喫煙量、

過去の喫煙があればどれくらい前か、また何年間喫煙していたのかも質問しましょう。

3 カフェインも同様に量や頻度を聞きます。

▶Vocabulary

▼ 単位の違い

12 ounce (oz) ＝約360 mL
1 pint ＝約500 mL

I ─ 4 生活習慣

3 仕事

▶Key Phrase

- ご職業は？

    What do you do for work ?

    [ワト ドゥ ユー ドゥ ふォー ワ〜ク]

- どういった種類のお仕事をされますか？

    What type of work do you do ?

    [ワト タイプ ぁヴ ワ〜ク ドゥ ユー ドゥ]

▶Patients' Answers

- I work for a company and I mainly do office-work.

    (私は会社員で、主にオフィスワークをします。)

- I am a stay-at-home mom.

    (私は専業主婦です。)

- I work in a warehouse.
  (倉庫で仕事をしています。)

- I teach English in an elementary school.
  (小学校で英語を教えています。)

解説

業務上の環境なども健康状態に大きく影響します。職場で病因となるような化学物質にさらされているかもしれません。特に主訴との関連があるかどうかに注意しながら、散漫にならないようポイントを絞って質問します。

▶Vocabulary

homemaker, stay-at-home mom（主婦）
househusband（主夫）
self-employed（自営業）
lawyer, attorney（弁護士）
public servant, civil officer（公務員）

I 5 家族歴

1 家族の既往歴

▶Key Phrase

- ご家族の中で、何か既往歴をお持ちの方はいらっしゃいますか？

  (Do you have) anyone in your family members who has any significant health problems ?

  [（ドゥ ユー はヴ）エニワン イン ユぁ ふぁムリ メムバズ フー はズ エニ シグニふィカント ヘルス プらーブラムズ]

▶Patients' Answers

- My father had diabetes, and passed away from heart attack.

  （私の父は糖尿病を患い、心筋梗塞で亡くなりました。）

- Everyone in my mother's side has some sort of cancer.
  (母方の親族はみな、何かしらのがんを患っています。)
- My father's father had arthritis.
  (父方の祖父が関節炎持ちでした。)

解説

家族歴も主訴によってその重要性が変わってきますが、こちらもある程度主訴と関連する疾病を中心に聴取したい内容ですね。

▶Variation

主訴に直接関連した家族歴を聴取したいときは、以下のように聞きましょう。

Anyone who had similar problems as yours?
(ご家族で同じような症状をお持ちの方はいらっしゃいますか？)

→ Almost everyone in my family has hay fever.
(うちの家族はほとんどみな花粉症持ちです。)

▶Vocabulary

▼ よくある既往歴

diabetes (糖尿病)
gout (痛風)
hypertension (高血圧)
hyperlipidemia (高脂血症)
fatty liver (脂肪肝)
anemia (貧血)
hay fever (花粉症)
asthma (喘息)
pneumonia (肺炎)
atopic dermatitis, eczema (アトピー性皮膚炎)
irregular heartbeat, arrythmia (不整脈)
heart attack (心筋梗塞)
heart failure (心不全)
stroke (脳卒中)
fracture (骨折)
cancer (がん)

I
Review of Systems

　病歴聴取の最後に、全臓器系統において症状の有無をおさらいします。逐一すべてについて懇切丁寧に聴取することはないのですが、関連しそうな項目はよく確認していくことで、病態の理解が深まります。

　また、システム別に症状を聞いていって症状を総ざらいすることで、案外患者さんのほうも言い忘れていた重要な情報を思い出して伝えてくれることがあります。こちらに出てくる表現をマスターすることで、病歴聴取の際の表現の幅も広がりますので、単語を中心に表現を丸暗記してしまいましょう。

▶General【一般】

● 最近 _____ に変化はありますか？

Recent change in _____ ?

下線部に以下のような単語を入れて確認します。
- ▶ weight（体重）
- ▶ ability to sleep（睡眠がとれているかどうか）
- ▶ energy level（エネルギーレベル）
- ▶ appetite（食欲）

▶HEENT(Head, Eye, Ear, Nose, Throat)

Head

● 頭痛はありますか？ もしそうなら、どこが痛みますか？

(Do you have) any headache ? If so, where does it hurt ?

頭痛の有無と場所を確認します。以下のような回答が考えられます。
- ▶ temple（こめかみ）

▶ front、forehead（おでこ）
▶ entire head（頭全体）

Eyes

● 眼鏡かコンタクトレンズは使用されますか？

(Do you use) glasses or contact lenses ?

● 緑内障はありますか？

Do you have glaucoma ?

● 白内障は？

Cataracts ?

● 涙目になりますか？

Do you have teary eyes ?

● 眼は乾燥しますか？ かゆみや赤目は？

Dry eyes ? Itching ? Redness ?

● 視野が欠けるということはありますか？

Do you have any loss in your vision ?

- 視野が二重になったりぼやけたりしますか？

  Double or blurred vision ?

- まぶしい光が見えたりすることはありますか？

  Flashing lights in your vision ?

- もやもやゴミのような浮遊物が見えますか？

  Floaters ?

Ears

- 耳鳴りはしますか？

  (Do you have) ringing in the ears ?

- 痛みは？

  Pain ?

- 聞こえにくいということはありますか？

  Difficulty hearing ?

Nose

- 鼻水は出ますか？

  (Do you have) runny nose ?

- 鼻づまりは？

  Nasal congestion ?

- 鼻血は？

  Nose bleed ?

- かゆみはありますか？ くしゃみは？

  Itching ? Sneezing ?

- においがわからないことはありますか？

  Difficulty smelling ?

Throat

- のどの痛みはありますか？

  (Do you have) sore throat ?

- 声はかすれますか？

  Hoarseness ?

- いびきは？

  Snoring ?

- ものを飲み込みにくいということはありますか？

  Difficulty swallowing ?

- 咳払いはありますか？

  Throat clearing ?

▶Lungs【呼吸器】

- 咳は空咳ですか？ それとも痰が出るような湿った咳ですか？

  (Do you have) dry cough ? Wet cough ?

- 喘鳴（ゼイゼイ）しますか？

  Wheezing ?

- 息切れは？ 呼吸が苦しいことはありますか？

  Shortness of breath ? Difficulty breathing ?

- 呼吸が苦しくて運動が制限されることはありますか？

    Decreased exercise tolerance ?

- 喘息は？

    Asthma ?

- 肺炎や気管支炎にかかったことはありますか？

    Have you had pneumonia or bronchitis before ?

▶Heart【心臓】

- 胸部の _____ はありますか？

    (Do you have) chest _____ ?

    下線部に以下のような単語を入れて確認します。

    ▶ pain（痛み）

    ▶ pressure（圧迫感）

    ▶ discomfort（違和感）

● 心臓がドキドキ早く拍動していることはありますか？

Rapid heartbeat ?

● 足がむくむことはありますか？

Swollen legs ?

● 心雑音があると言われたことはありますか？

Have you ever been told that you have a heart murmur ?

▶Gastro-Intestinal 【消化器】

● 胸焼けはありますか？

(Do you have) heartburn ?

● 胃酸の逆流はありますか？

Acid reflux ?

● 吐き気、嘔吐は？

Nausea ? Vomiting ?

● 消化不良は？

Indigestion ?

- 食物不耐症は？

    Food intolerance ?

- お通じは順調ですか？

    Normal bowel movement ?

▶Genitourinary【泌尿生殖器】

- 排尿が困難なことはありますか？

    (Do you have) difficulty urinating ?

- 排尿時ヒリヒリしたり、痛みがあったりしますか？

    Pain or burning on voiding ?

- 分泌物はありますか？

    Discharge ?

- 過去に性病にかかったことはありますか？

    History of Sexually Transmitted Disease ?

▶Musculoskeletal【筋骨格系】

- 腰痛、関節痛、関節のこわばり、筋力低下はありますか？

  (Do you have) back pain, joint pain, stiffness, muscle weakness ?

- 筋肉がつってしまうことはありますか？

  Muscle cramp ?

▶Skin【皮膚】

- あざや皮膚の赤味、発疹、蕁麻疹などはありますか？

  (Do you have any) bruising, skin redness, rashes, hives ?

▶Neurologic【神経】

● めまい、立ちくらみはありますか？

(Do you have any) dizziness, fainting ?

● 気を失ったり、記憶を無くしたりすることはありますか？

Loss of consciousness, memory loss ?

▶Psychological【精神・心理】

● うつや不安感、ストレスはありますか？

(Do you have) depression ? Anxiety ? Stress ?

● 睡眠パターンに変化はありますか？

Change in sleep pattern ?

▶Endocrine 【内分泌】

- 暑さや寒さに極端に耐えられないことはありますか？

  (Do you have any) intolerance to hot or cold temperature？

- ほてりは？

  Flushing？

- よく喉が渇くということはありますか？

  Excessive thirst？

▶Hematologic/Lymphatic 【血液/リンパ】

- 貧血はありますか？

  (Do you have any) anemia？

- 出血しやすかったり、血栓ができやすかったりすることはありますか？

  Bleeding or clotting tendency？

II 診察

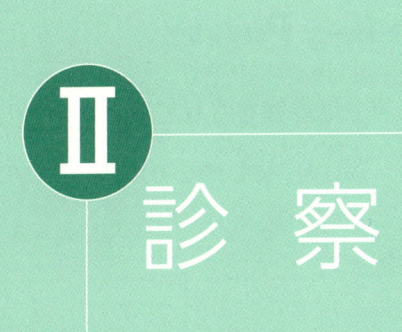

II　1 診察

1 各種の診察

▶Key Phrase

● では診察をさせて下さい。

Now, let me examine you.

[**ナウ**, **レ**ト ミー イグ**ざ**ミン **ユ**ー]

解説

　いよいよ診察です。ここは身振り手振りでもなんとかなりますが、少しでも患者さんの緊張を和らげて診察をスムーズに行うには、適切な声掛けと誘導がカギとなります。

　以下にまとめた誘導のためのフレーズをマスターしましょう。

▶Other Phrases

● 診察台に座って下さい。

Please have a seat on the exam table.

[プリーズ はヴぁ スィート オン あ エグザム テーブル]

● (眼/鼻/耳) を見せて下さい。

Let me see your (eyes/nose/ears).

[レト ミー シー ユぁ (アイズ/ノウズ/イあズ)]

● 眼に光をあてます。

I will shine light at your eyes.

[アイ ワル しゃイン ライト アト ユぁ アイズ]

● 口を開けて「あー」と発声して下さい。

Open your mouth, say "Ahhhh."

[オウプン ユぁ マウス , セイ "アー"]

● 舌を突き出して下さい。

Stick out your tongue.

[スティク アウト ユぁ タング]

- それでは今度は首を触診します。

 Let me touch your neck now.

 [レト ミー **タチ** **ユ**ぁ **ネク** **ナウ**]

- 唾を飲み込んで頂けますか？

 Can you make a swallow ?

 [**きゃ**ン **ユー** **メイク** ぁ **スワ**ロウ]

- 今度は肺の音を聞きます。

 Now I am going to listen to your lungs.

 [**ナウ** **アイ** あム **ゴ**ウイング ト **リ**スン ト **ユ**ぁ **ラ**ングズ]

- 大きくお口から深呼吸をお願いします。

 Take a deep breath in and out through your mouth.

 [**テイク** ぁ **ディープ** **ブれ**ス **イン** ぁンド **アウト** ス るー **ユ**ぁ **マウ**ス]

- はい、では今度は普通に呼吸をして下さい。心臓の音を聞きます。

 Now you can breathe normally. I am

listening to your heart.

[**ナウ ユー きゃン ブりーズ ノ**ーマリ. **アイ** あム **リ**スニング ト **ユぁ ハ**ート]

● 今度はここに仰向けに横たわって下さい、腹部の診察をします。

Lie flat on your back here. I am going to examine your abdomen.

[**ライ フラ**ト アン ユぁ **ばク ヒぁ. アイ** あム **ゴ**ウイング ト イグ**じゃ**ミン ユぁ **あ**ブダマン]

● お腹に聴診器をあてて音を聞きます。

I am putting my stethoscope on your belly to listen to your bowel sounds.

[**アイ** あム **パ**ティング マイ ス**テ**サスコウプ アン ユぁ **ベ**リ ト **リ**スント ユぁ **バ**ウル サウンズ]

● 軽くお腹を押していきますので、痛いようでしたらおっしゃって下さい。

I am going to press your belly gently now. Tell me if it hurts.

[**アイ** あム **ゴ**ウイング ト プ**れ**ス ユぁ **ベ**リ **じぇ**ントリ **ナ**ウ. **テ**ル ミー **イ**フ イト ハ〜ツ]

- では皮膚を診ます。どこかに発疹などはありますか？

 Let me see your skin. Do you have any rashes anywhere ?

 [レト ミー シー ユぁ スキン．ドゥ ユー はヴ エニ らしズ エニゥエぁ]

- 関節を触っていきますので、痛いようでしたらばおっしゃって下さい。

 I am going to touch your joints. Tell me if it hurts.

 [アイ あム ゴウイング ト タチ ユぁ じょインツ．テル ミー イフ イト ハ〜ツ]

▶Vocabulary

exam table (診察台)
stethoscope (聴診器)
otoscope (耳鏡)
rectal exam (直腸診)

II-1 診察

2 検査

▶Key Phrase

●何が起こっているかを調べるために、血液検査をオーダーしたいと思います。

I would like to order blood tests to find out what is going on.

[アイ ワド ライク ト オーダ ブラド テスツ ト ふァインド アウト ワト イズ ゴウイング アン]

解説

次に検査について説明します。検査をしなくてはいけない場合は **Key Phrase** のような例文で説明することが多いでしょう。この文は下線部の単語を入れ替えることで応用が出来ます。
- ▶chest X-ray（胸部X線撮影）
- ▶lung function test（肺機能検査）

その他にも次のような説明が可能です。

▶Other Phrases

● 採血、採尿をしましょう。

Let's get some blood and urine sample.

[レッ ゲト サム ブラド ぁンド ユリン サムプル]

● 内視鏡で気になる部分を見てみましょう。

I will perform endoscopy to take a closer look.

[アイ ワル パふォーム エンダスカピ ト テイク ぁ クロウサ ルク]

● 生検をして、悪性か良性か確認しましょう。

I will perform biopsy and see if the lesion is malignant or benign.

[アイ ワル パふォーム バイアプシ ぁンド シー イフ ザ リーじゃン イズ マリグナント オー ビナイン]

● 綿棒のようなもので少しのどをこすります。

I will rub a cotton swab on your throat.

[アイ ワル らブ ぁ カトン スワブ アン ユぁ スろウト]

▶**Vocabulary**

hearing test (聴力検査)
vision test (視力検査)
EKG (心電図)
ultrasound (超音波)
cardiac echo (心エコー)

II ─2 診断治療

1 診 断

▶Key Phrase

● 中耳炎でしょう。

You have otitis media.

[ユー はヴ オウ**タ**イティス ミーディぁ]

解説

病歴聴取、診察、検査ときて、最後に診断を説明し、まとめます。Key Phraseは一番簡単な表現ですが、下線部の単語を入れ替えることで応用が出来ます。

▶otitis media (中耳炎)
▶irritable bowel syndrome (過敏性腸症候群)
▶post nasal drip (後鼻漏)
▶upper respiratory infection (上気道炎)

診断名を告げることに加えて、その診断に至った経緯、鑑別診断、また他の診断の可能性などは次のように説明します。

▶Other Phrases

● 「過敏性腸症候群」からくる症状です。

You appear to be suffering from the condition called "irritable bowel syndrome."

[**ユー** アピぁ ト ビー **サ**フリング フラム ザ カン**ディ**しゃン コールド **イ**らタブル **バ**ウル **シ**ンドロウム]

● 慢性の咳の原因として一番可能性が高いのが後鼻漏ですが、同時に胃酸の逆流もおきているかもしれません。

Your chronic cough is most likely from post nasal drip, but it could also be from acid reflux at the same time.

[**ユ**ぁ ク**ラ**ニク **コー**フ イズ モウスト **ラ**イクリ フラム **ポ**ウスト **ネ**イズル ド**リ**プ, **バ**ト イト クド **オ**ールソウ ビー フラム **あ**シド **リ**ーフラクス アト ザ **セ**イム **タ**イム]

▶Vocabulary

asthma (喘息)
strep throat (溶連菌性咽頭炎)
tonsillitis (扁桃炎)
pharyngitis (咽頭炎)

urinary-tract infection (尿路感染症)
osteoporosis (骨粗鬆症)
gout (痛風)
migraine (片頭痛)

Ⅱ 2 診断治療

2 治療方針の説明

▶Key Phrase

● お薬を2種類処方します。

I will prescribe for you two different medications.

[アイ ワル プリスク**ら**イブ フォー ユー トゥー ディフらント メディ**ケ**イシュンズ]

解説

最後に今後の方針を説明します。

わかりやすく誤解のないよう詳しく説明するのは当然ですが、その他、状況に応じて取るべきアクション（息苦しいときはインヘーラーを使用する、など）も説明しておきましょう。

症状の改善がみられない場合、また悪化してしまった場合も、我慢せずに連絡してもらえるよう指示しましょう。

▶Other Phrases

●呼吸が苦しいときはこの吸入薬を使って下さい。

Use this inhaler when you have difficulty breathing.

[**ユ**ーズ ジス イン**ヘ**イラ ゥエン **ユ**ー はヴ ディふィカルティ ブ**リ**ージング]

●使い方を説明します。

I will show you how to use it.

[**ア**イ ワル **しょ**ウ ユー **ハ**ウト **ユ**ーズ イト]

●症状がよくなるまでは(喫煙/刺激物を摂取/運動)しないで下さい。

Stop (smoking/eating spicy foods/exercising) until symptoms improve.

[ス**タ**プ (ス**モ**ウキング/**イ**ーティング ス**パ**イシふゅーズ/**エ**クササイジング) ぁン**ティ**ル **シ**ムタムズ イムプ**る**ーヴ]

- 再診は2〜3週間後にしましょう。

 I will see you again at clinic in two to three weeks.

 [**ア**イ ワル **シ**ー ユー ぁ**ゲ**ン アト ク**リ**ニク イン **ト**ゥー トゥ ス**リ**ー ゥ**イ**ークス]

- 症状が改善しなかったり、また悪化してきたりしたときにはご連絡下さい。

 Please call me if symptoms do not get better or if they get worse.

 [プ**リ**ーズ **コ**ール **ミ**ー **イ**フ **シ**ムタムズ ドゥ **ナ**ト **ゲ**ト **ベ**タ **オ**ー **イ**フ **ゼ**イ **ゲ**ト **ワ**〜ス]

▶Vocabulary

once daily (1日1回)
twice daily (1日2回)
three times daily (1日3回)
as needed (必要に応じて)

III 症例の発表・報告

III　1 症例呈示

1 プレゼンテーション①
―43歳女性　頭痛

　症例提示はフォーマットに則って、必要な情報を決まった順番に発表していく必要があります。プレゼンテーションを通じて、自分の診察、診断、考察などを伝えるのが目的ですので、必要な情報を取捨選択し、関係のない情報への言及は最小限にとどめます。

　どんな症例なのか、また鑑別診断は何なのかを誘導していくような発表、聞いているだけで症例から診察・診断に繋がるプロセスが再現されていくような発表が良いとされます。すべての情報をランダムにテンコ盛りにするのではなく、言葉や情報をテンプレートに順序よく系統立ててはめていくことで、絵を描くように上手に症例を描写していきましょう。

　プレゼンテーションの例を最初から最後まで提示します。文型や表現方法を分解、分析するよりも、まずは丸暗記する勢いで覚えて下さい。

▶Presentation

- **Chief Complain**
  Headache.

- **History of Present Illness**
  43-year-old Caucasian female with a history of borderline hypertension, here for the first time, complaining of headache.

  She has been suffering from this headache for a long time, for at least five years, and recently headache has been gradually getting worse.

  Headache is at frontal area, constant pressure-like dull pain, but sometimes pain changes to throbbing in nature. She rates 7/10 for the severity of her headache.

  Headache is more often noted during seasonal changes. They are relieved by taking some rest and taking over-the-counter headache medicine.

  She denies other symptoms related to headache, such as numbness, weakness, and change in her vision. No nausea, no vomiting.

  She is wondering if her headache is related to stroke, as her grandfather died of stroke.

- **Past Medical History**
  Borderline hypertension was pointed out last year.

- **Surgical History**

  Appendectomy in her twenties, minor injuries while cooking and sutured in the emergency room five years ago.

- **Medications**

  Excedrin for headache, as needed. Multivitamins daily.

- **Allergies**

  The patient's mother told her to avoid penicillin as she developed hives in childhood.

- **Family History**

  Father died of colon cancer at age 78. Maternal grandfather had stroke at 67. Many family members have hay fever, including both of her two sons. Her sister, 41, has migraine headaches.

- **Social History**

  The patient currently works as an English teacher in Tokyo. She is from San Antonio, Texas USA and moved to Tokyo ten years ago. She is divorced her ex-husband around the time she moved to Tokyo. She lives alone and feels depressed sometimes. She attends local church regularly and has a few good close friends.

She drinks coffee three to five cups a day and cola during summer time.

She smokes cigarettes about one pack a day, since age 25. She drinks socially, a few glasses of wine only. No drugs.

She exercises regularly by walking in the park twenty to thirty minutes on weekend.

- **Review of Systems**

  General：She gained about 10 kg in the past few years. Difficulty sleeping.

  Head：Headache as in HPI. No head injury.

  Eyes：She started using reading glasses this year. No symptoms.

  Ears：Normal. Hearing well, no vertigo, no tinnitus.

  Nose：Nasal congestion, rhinorrhea, sneezing and post nasal drip are noted especially in spring to summer time.

  Mouth：Normal. No bleeding, no soreness.

  Neck：No goiter, no neck pain.

  Breasts：No lumps, no pain, no discharge.

  Respiratory：Occasional throat clearing, but denies cough, difficulty breathing, wheezing. No pneumonia or bronchitis in the past.

  Cardiac：Blood pressure was checked last year and she was told that "the second numbers are

high". No chest pain, palpitation, orthopnea.
Gastrointestinal : No nausea, vomiting, indigestion. Good appetite. Regular bowel movement.
Urinary : No dysuria, hematuria, frequency.
Genital : Not sexually active. No history of vaginal or pelvic infections.
Musculoskeletal : Mild low back pain after standing for long hours.
Peripheral : No edema.
Neurologic : No motor or sensory loss.
Hematologic : No anemia. No easy bleeding.
Endocrine : No heat or cold intolerance.
Psychiatric : Overall normal. No excessive stress, no anxiety.

- **Physical Examination**
Vital Signs : BP 164/98, P 92, RR 14, Temp 37.0 ℃ (oral).
Ht, Wt: 171 cm, 70 kg (dressed).
General : Appears well, in no acute distress.
Head : No lesions, skull intact.
Eyes : Vision 20/30 in each eye. Conjunctiva mildly erythematous, sclera white. Pupils round, regular, equal, react to light, extraocular movements are intact bilaterally. Disc margins sharp. No arterial narrowing. A-V nicking.
Ears : Ear canals and drums are intact bilaterally.

Nose：Mucosa pale, septum deviated to right. Significant clear drainage seen. Bilateral inferior turbinates are swollen. Significant tenderness to palpation at frontal and maxillary sinus areas.
Mouth：Mucosa pink, teeth in good repair. Tongue midline, no ulcer, no lesions.
Neck：Trachea in midline. Thyroid is barely palpable.
Lymph Nodes：Several small, soft, non tender and mobile cervical nodes were palpated on right side.
Lungs：Clear to auscultation bilaterally. No crackles, rales, wheezes.
Cardiovascular：Normal S1, S2, no murmur.
Abdomen：Soft, flat, non tender to palpation. No hepatosplenomegaly.
Peripheral：No edema.
Musculoskeletal：No joint deformities. Good range of motion in all joints.
Neurologic：Alert and oriented. Cranial nerves Ⅱ-Ⅻ grossly intact.
Motor：Normal muscle bulk and tone. Gait normal. Strength 5/5 throughout.
Sensory：Pinprick, light touch, vibration, and stereognosis intact.
Reflexes：2/2.

- **Laboratory Data**
  Not available.

- **Radiology**
  Chest X-ray (performed at ABC hospital last year) normal.

- **Assessment**
  43-year-old female with chronic headache.
  Sinusitis: Chronic sinusitis is suspected from severe tenderness at frontal and maxillary sinus areas. Exacerbated with seasonal changes and allergic rhinitis might be an underlying problem. Multiple family members have hay fever.
  Migraine: Occasional migraine, somewhat controlled with Excedrin. Family history is positive. Chronic nasal congestion and sinusitis are suspected to be major triggers for migraine.
  Borderline hypertension: BP today may be related to anxiety of the first visit. No evidence of target organ damage.

- **Plan**
  Start Doxycycline, considering her possible penicillin allergy, for ten days, along with oral prednisone for five days.
  Start sinus irrigation with saline water.

Monitor migraine headache for now, take Excedrin prn.
Monitor blood pressure for now. I advised the patient to purchase blood pressure machine so that she can check her blood pressure at home. Send urinalysis today.
I will follow-up at clinic in two to three weeks.

和訳

- **主訴**
  頭痛

- **現病歴**
  43歳白人女性、境界型高血圧の既往歴あり。頭痛を主訴に来院。
  長期、少なくとも5年にわたって頭痛に悩まされており、ここ最近しだいに悪化している。
  頭痛は前頭部に常に圧迫されているような鈍痛があり、ときどき拍動するような痛みも覚える。痛みは10段階中7程度である。
  季節の変わり目に頭痛は悪化しがちである。安静にしたり、市販の頭痛薬を服用したりすると軽快する。痺れや麻痺、脱力感、視野の変化などはみられていない。吐き気や嘔吐もない。
  患者は頭痛が脳卒中と関連があるものかどうか心配している。彼女の祖父は脳卒中で死亡した。

- **既往歴**
  昨年境界型高血圧の指摘があった。

- **手術歴**
  20代で虫垂摘出術。5年前、料理中に怪我をして縫合した既往あり。

- **服薬歴**
  頭痛にエキセドリンを適宜、また毎日マルチビタミンを服用。

- **アレルギー**
  患者は幼少時、ペニシリンで蕁麻疹が出たと母親から聞いている。

- **家族歴**
  78歳で父親は大腸がんで死亡。母方の祖父は67歳時に脳卒中。2人の息子をはじめ、家族の多くが花粉症を持っている。患者の41歳の妹は片頭痛持ちである。

- **社会歴・生活歴**
  現在は東京で英語の先生をしている。米国はテキサス州サンアントニオ出身で、10年前から東京に住んでいる。東京に引越してきたときに離婚したが、今は一人暮らしでときどきうつ状態に感じることもある。定期的に近所の教会に行っており、そこを通して何人かの仲の良い友達がいる。
  1日にコーヒーを3～5杯飲み、夏はコーラも飲む。

たばこは1日1箱を25歳時から吸っている。アルコールはワインをお付き合いで数杯飲む程度で、ドラッグは使用しない。
週末は大抵20〜30分公園で散歩をしている。

- **システムレビュー**

  全般：過去数年で10kgほど体重が増えた。よく眠れないこともある。
  頭部：現病歴にあるように頭痛あり。頭部外傷歴なし。
  眼：今年から老眼鏡を使うようになった。自覚症状なし。
  耳：正常。聴力良好、めまい、耳鳴りなし。
  鼻：鼻閉、鼻漏、くしゃみと後鼻漏は春から夏に特に悪化する。
  口：正常。出血や痛みはなし。
  頸部：甲状腺腫脹なし。首の痛みなし。
  乳房：しこりや痛みはなし。分泌物もなし。
  呼吸器：ときどき咳払いはあるが、咳、呼吸困難、喘鳴はなし。肺炎や気管支炎の既往なし。
  循環器：血圧は昨年調べたところ、「下の値が高かった」とのこと。胸痛、動悸、起坐呼吸なし。
  消化器：吐き気、嘔吐、消化不良はなし。食欲良好。便通正常。
  泌尿器：排尿痛、血尿、頻尿なし。
  陰部：性行為なし。性器感染症歴なし。
  筋骨格系：長時間立っていると軽度の腰痛あり。
  末梢：浮腫なし。
  神経：運動麻痺や感覚麻痺はなし。

血液：貧血なし。出血傾向なし。
内分泌：暑さ寒さに特別不耐症はなし。
精神：全般的に正常。過度のストレスや不安感はなし。

- **身体所見**
  バイタルサイン：血圧164/98、心拍数92、呼吸数14、体温37.0℃（経口）。
  身長、体重：171cm、70kg（着衣）。
  全般：良好。特に急性に苦しんでいる様子なし。
  頭部：病変なし、外傷なし。
  眼：視力両目とも0.7（20/30）。結膜は軽度に発赤がみられるが、強膜は白色。瞳孔は両側とも円形、辺縁整、左右差なし、両側とも瞳孔反射良好、外眼運動正常。視神経乳頭辺縁鋭。細動脈狭窄なし。動静脈交叉現象なし。
  耳：耳管、鼓膜とも両側正常。
  鼻：粘膜蒼白、鼻中隔は右側に偏位。無色透明の鼻汁が多量に確認された。両側の下鼻甲介腫脹。前頭洞と上顎洞周辺に触診時圧痛あり。
  口：粘膜はピンク色で、歯に異常なし。舌は正中位にあり、潰瘍やその他の異常所見なし。
  頸部：気管は正中位にあり。甲状腺はほとんど触れず。
  リンパ節：小さく扁平で柔らかく、右頸部に数個可動性のリンパ節が触診されたが、圧痛はなし。
  呼吸器：聴診音は両側とも清明。ラ音や喘鳴なし。
  循環器：S1、S2正常、心雑音なし。
  腹部：平坦軟、圧痛なし。肝脾腫脹なし。
  末梢：浮腫なし。

筋骨格系：関節の変形なし。可動域正常。
神経：意識清明、見当識正常。脳神経Ⅱ-Ⅻはおおむね正常。
運動：筋肉量、筋緊張正常。歩行正常。筋力5/5。
感覚：針プリック、ライトタッチによる感覚は正常。振動感覚、平衡感覚正常。
反射：2/2。

- **検査データ**

なし。

- **画像所見**

昨年ABC病院で撮影された胸部X線は異常なし。

- **診断**

慢性的な頭痛を訴える43歳女性。
副鼻腔炎：前頭洞と上顎洞の顕著な圧痛から、慢性的な副鼻腔炎が疑われる。季節の変わり目で悪化することから、アレルギー性鼻炎が背景にあることが疑われる。家族歴をみても、多くが花粉症持ちということである。
片頭痛：しばしば片頭痛がみられ、エキセドリンでおおむねコントロールされている。片頭痛も家族歴がある。慢性的な鼻閉と副鼻腔炎が片頭痛の引き金となっていることが予想される。
境界型高血圧：高血圧が疑われるが、初診の緊張からくる血圧値の上昇とも考えられる。臓器不全の兆候はなし。

- **治療計画**

  ペニシリンアレルギーの可能性も考慮して、ドキシサイクリンを10日間と、経口プレドニゾンを5日間投薬する。

  生理食塩水にて鼻洗浄を行う。

  偏頭痛は経過を観察し、適宜エキセドリンを服薬。

  血圧は経過を観察。自宅で血圧を調べられるよう血圧計の購入をアドバイスする。尿検査を本日行う。

  2〜3週間後再診し、フォローアップを行う。

> 解説
>
> **Chief Complaint：主訴**
>
> ここでは簡潔に患者さんの受診理由を述べます。患者さんの訴えによる症状を患者さんの言葉で表現します。
>
> **History of Present Illness：現病歴**
>
> HPIと略されることが多い現病歴を述べます。
>
> **Medications：服薬歴**
>
> 現在服用中のものに加えて、過去の服薬歴や今まで試したものについても、主訴の症状に対し効果がみられたかどうか、または副作用等がみられたかどうかも確認します。

Past and Family Medical History：既往歴、家族歴

特に現病歴と関連するものに対しては詳しく質問します。

Review of Systems

患者さんが想定していないような症状が原因ということもよくあります。症例に挙げられているような症状については漏れなく聴取します。

Physical Examination：身体所見

こちらもシステム毎に決まり文句がありますので、このまま覚えます。順序もこの例にあるような順番で述べます。

Laboratory Data and Radiology：検査と画像診断

その後、もし検査結果や画像をレビューした際はその内容を述べます。

Assessment and Plan：診断と治療計画

最後に、診断結果と治療計画をまとめます。

▶Variation

Assessment and Plan では **Assessment** と **Plan** を同時に述べていくという形式も一般的です。

Assessment and Plan

例 1 **Sinusitis**

Assessment：Chronic sinusitis is suspected from severe tenderness at frontal and maxillary sinus areas. Exacerbated with seasonal changes and allergic rhinitis might be an underlying problem. Multiple family members have hay fever.

Plan：Start Doxycycline, considering her possible penicillin allergy, for ten days, along oral prednisone for five days.
Start sinus irrigation with saline water.

例 2 **Migraine**

Assessment：Occasional migraine, somewhat controlled with Excedrin. Family history is positive. Chronic nasal congestion and sinusitis are suspected to be major triggers for migraine.

Plan：Monitor migraine headache for now, take Excedrin prn.

2 プレゼンテーション②
—30歳男性　遷延する咳

▶Presentation

- **Chief Complaint**
  Cough.

- **History of Present Illness**
  30-year-old Asian male with no significant past medical histories, is here for the first time, complaining of prolonged cough for two months.
  Cough started with cold like symptoms and with low-grade fever, fatigue, mild joint pain, runny nose. All these symptoms disappeared in a few days except for cough. Cough was initially productive with clear sputum, but now cough is dry.
  Dry air and talking trigger dry cough. He feels out of breath after cough bouts last for a few minutes. He denies nocturnal cough or dyspnea.
  He tried over-the-counter cough syrup, which did not relieve his cough at all.
  He denies any recent travel histories or sick contact. He denies weight loss, lethargy, night sweat, or lymphadenopathy.

- **Past Medical History**
  None.

- **Surgical History**
  None.

- **Medications**
  No standing medications.

- **Allergies**
  NKDA (No Known Drug Allergies)

- **Family History**
  His mother has mild hay fever and hypertension.

- **Social History**
  He is an office worker. He keeps one dog at home. He had never smoked in the past and he denies second-hand smoking. He drinks one to two glasses of wine almost daily. He rarely exercises.

- **Review of Systems**
  General: He gained about 10 lbs in the past year.
  Head: No headache. No head injury.
  Eyes: He wears contact lenses daily, last checked five months ago. No symptoms.
  Ears: Hearing well, no vertigo, no tinnitus.

Nose：Occasional cold. No hay fever, sinus trouble.
Mouth：Normal.
Neck：No goiter, neck pain.
Respiratory：As in HPI.
Cardiac：No known heart disease or high blood pressure. Mild palpitation when he coughs. No chest pain.
Gastrointestinal：Appetite good. No nausea, vomiting, indigestion. Regular bowel movement.
Urinary：No dysuria, hematuria, frequency.
Musculoskeletal：No joint pain, joint swelling.
Peripheral：No edema.
Neurologic：No motor or sensory loss.
Hematologic：No anemia. No easy bleeding.
Endocrine：No heat or cold intolerance.
Psychiatric：Overall normal. No excessive stress, no anxiety.

- **Physical Examination**
Vital Signs：BP 118/69, P 65, RR 15, Temp 36.8 ℃ (oral).
Ht, Wt：174 cm, 63 kg (dressed).
General：Appears well, in no acute distress, but mildly lethargic after several bouts of cough during this encounter.
Head：No lesions.

Eyes: Conjunctiva normal, sclera white. PERRLA (pupils equal, round, react to light, accommodation), EOMI (extraocular movements are intact) bilaterally.
Ears: Ear canals and drums are intact bilaterally.
Nose: Mucosa pink, septum midline. No sinus tenderness.
Mouth: Mucosa pink. No ulcer, no lesions.
Neck: Trachea in midline. Thyroid is barely palpable.
Lymph Nodes: No cervical nodes were palpated.
Lungs: Clear to auscultation bilaterally. No crackles, rales, wheezes.
Cardiovascular: Normal S1, S2, no murmur.
Abdomen: Soft, flat, non tender to palpation. No hepatosplenomegaly. No CVA tenderness.
Peripheral: No edema.
Musculoskeletal: No joint deformities. Good range of motion in all joints.
Neurologic: Alert and oriented. Cranial nerves II - XII grossly intact.
Motor: Normal muscle bulk and tone. Gait normal. Strength 5/5 throughout.

- **Laboratory Data**
Not available.

- **Radiology**

  Chest X-ray (posterior-anterior and lateral):
  No evidence of active cardiopulmonary disease.

- **Assessment**

  30-year-old male with chronic cough.
  Cough: post infectious cough most likely.
  Differential Diagnosis: GERD, cough variant asthma. Pneumonia was ruled out from normal chest X-ray.

  No history of abdominal discomfort, no subjective reflux, but GERD may be consider strongly if respiratory treatment fails.

  Though has no atopic histories, cough variant asthma is to be considered if cough persists.

- **Plan**

  Start fluticasone inhaler one puff twice a day. Use albuterol inhaler one to two puff every four to six hours as needed.

> 和訳

- **主訴**

  咳。

- **現病歴**

  30歳アジア人男性、特に既往歴なし。2カ月にわたる咳を主訴に来院。

  風邪様の症状の一環として咳がはじまり、他に微熱や疲労感、軽度の関節痛、鼻水なども同時に認められた。咳以外の症状は数日で改善した。咳が最初に始まった頃は透明の痰が出る湿性の咳であったが、今は乾いた咳である。

  空気の乾燥や会話をすることで乾いた咳が誘発される。

  咳が発作のように数分間続いたあとは、呼吸が苦しく感じる。

  夜間の咳や呼吸困難はない。

  市販の咳止めシロップを試したものの、咳はまったく改善しなかった。

  最近旅行歴や病人との接触は特になし。体重減少や疲労感、寝汗、リンパ節腫脹はなし。

- **既往歴**

  特になし。

- **手術歴**

  特になし。

- **服薬歴**
  定期的に服用する薬はなし。

- **アレルギー**
  薬物アレルギーは認知している限りなし。

- **家族歴**
  母親に軽度の花粉症と高血圧あり。

- **社会歴・生活歴**
  オフィスワークをしている。ペットは犬1匹。喫煙したことはなく、間接喫煙もなし。
  アルコールはワインを1〜2杯ほぼ毎日飲む。運動はほとんどしない。

- **システムレビュー**
  全般：ここ1年で4〜5kg体重が増えた。
  頭部：頭痛なし。頭部外傷歴なし。
  眼：コンタクトレンズを毎日着用するが、5カ月前に眼科医のチェックを受けた。自覚症状なし。
  耳：正常。聴力良好、めまい、耳鳴りなし。
  鼻：ときどき風邪をひくが、花粉症様の症状はなく、鼻に特に問題はなし。
  口：正常。
  頸部：甲状腺腫脹なし。首の痛みなし。
  呼吸器：現病歴参照。
  循環器：わかっている範囲では心臓病や高血圧はなし。咳をすると軽度の動悸を覚える。胸痛なし。
  消化器：食欲良好。吐き気、嘔吐、消化不良はなし。

便通正常。

泌尿器：排尿痛、血尿、頻尿なし。

筋骨格系：関節に疼痛や腫脹はみられない。

末梢：浮腫なし。

神経：運動麻痺や感覚麻痺はなし。

血液：貧血なし。出血傾向なし。

内分泌：暑さ寒さに特別不耐症はなし。

精神：全般的に正常。過度のストレスや不安感はなし。

- **身体所見**

バイタルサイン：血圧118/69、心拍数65、呼吸数15、体温36.8℃（経口）。

身長、体重：174cm、63kg（着衣）。

全般：良好。特に急性に苦しんでいる様子はないが、診察中何度か咳が発作のように続き、その後若干疲れた様子である。

頭部：病変なし。

眼：結膜正常。強膜は白色。瞳孔は両側とも円形、辺縁整、左右差なし、両側とも瞳孔反射良好。外眼運動正常。

耳：耳管、鼓膜とも両側正常。

鼻：粘膜はピンク色。鼻中隔は正中位。副鼻腔に圧痛なし。

口：粘膜はピンク色で、潰瘍やその他の異常所見なし。

頸部：気管は正中位にあり。甲状腺はほとんど触れず。

リンパ節：特に触れず。

呼吸器：聴診音は両側とも清明、ラ音や喘鳴なし。

循環器：S1、S2正常、心雑音なし。

腹部：平坦軟。肝脾腫脹なし。背部に疝痛なし。

末梢：浮腫なし。
筋骨格系：関節の変形なし。可動域正常。
神経：意識清明、見当識正常。中枢神経Ⅱ-Ⅻはおおむね正常。
運動：筋肉量、筋緊張正常。歩行正常。筋力5/5。

- **検査データ**

  なし。

- **画像所見**

  胸部X線（2方向）は異常なし。

- **診断**

  慢性の咳で来院の30歳男性。
  咳は感染後の咳と考えられる。
  鑑別診断として、胃食道逆流症、咳喘息などが挙げられる。肺炎は胸部X線が正常であったので、除外される。
  腹部不快感、自覚されるような逆流はみられていないが、呼吸器をターゲットとした治療に反応しない場合は胃食道逆流症を強く疑う。
  アレルギーの既往はないが、咳が続くようであれば、咳喘息の可能性も考慮する。

- **治療計画**

  フルチカゾンのインヘーラーを1吸入1日2回で開始し、アルブテロールは苦しいときに適宜1～2吸入、4～6時間ごとに行う。

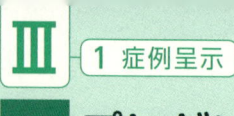

プレゼンテーション③
—57歳男性　胸痛

▶Presentation

● Chief Complain
Chest pain.

● History of Present Illness
Mr. Jones is a 57-year-old man with hypertension, diabetes mellitus and hyperlipidemia who presents with three days of intermittent chest pain.

He has a long history of coronary artery disease, originally diagnosed seven years ago when he presented with crescendo angina. He was found to have three vessel disease and underwent three vessel CABG. A myocardial perfusion scan performed last year was a normal study.

He was in his usual state of health, without angina or other chest symptoms, until three weeks ago when he noticed the gradual onset of episodic chest pain and dyspnea. He describes his chest pain as "tightness", 3-5/10, occurring once or twice daily. Usually each episode lasts for a few minutes at a time, located deep in his left chest without radiation, mostly occurring during exertion but also occurring at rest and waking him at night, and associated with dyspnea.

This morning, while eating breakfast, he experienced a more severe version of the identical pain, 8/10, which did not resolve until thirty minutes after lying down and taking three nitroglycerin tablets.

There is no history of fever, weight change, cough, sputum production, hemoptysis, dysphagia or edema. The patient is a diabetic and has a strong family history of coronary artery disease. He does not smoke. His LDL level checked six months ago was normal.

The patient went to a local emergency department this morning for evaluation. Although he was pain-free, his electrocardiogram revealed T wave inversion in leads I, aVL, V5 and V6 which was new when compared to his EKG a year ago. His creatine kinase and troponin levels were normal and he was transferred to our service for further evaluation.

● Past Medical/Surgical History

His other problems include a ten-year history of diabetes mellitus, without retinopathy, neuropathy or nephropathy. His HbA1c six months ago was 6.7.

CABG as in HPI.

- **Medications**
His current medications include NPH insulin, glyburide, isordil, aspirin, metoprolol, lisinopril, and simvastatin.

- **Allergies**
NKDA.

- **Family History**
Both of his parents have hypertension. His paternal grandfather died of heart attack at age 53.

- **Social History**
He does not smoke or drink alcohol.

- **Review of Systems**
General: Negative.
Head: No headache. No head injury.
Eyes: No vision changes, negative.
Ears: Negative.
Nose: Occasional cold. No hay fever, sinus trouble.
Mouth: Normal.
Neck: No goiter, neck pain.
Respiratory: Negative.

Cardiac: As in HPI.

Gastrointestinal: Appetite good. Mild nausea, no vomiting, indigestion. Regular bowel movement.

Urinary: No dysuria, hematuria, frequency.

Musculoskeletal: No joint pain, joint swelling.

Peripheral: No edema.

Neurologic: No motor or sensory loss.

Hematologic: No anemia. No easy bleeding.

Endocrine: No heat or cold intolerance.

Psychiatric: Overall normal. No excessive stress, no anxiety.

- **Physical Examination**

  Vital Signs: His blood pressure was 120/80. Pulse was 80 and regular. Respiratory rate at 15. Temperature 36.8 ℃ orally, and oxygen saturation was 98 % on 2 L Oxygen.

  On physical examination, he appeared in no distress and was pain-free.

  Ht, Wt: 174 cm, 63 kg (dressed).

  HEENT: Normal.

  Neck: No goiter. Estimated central venous pressure was 8 cm.

  Lungs: Clear. There is no precordial pulsation or chest wall tenderness.

  Cardiovascular: Normal S1, S2, and S4, but no murmurs or rubs.

Abdomen : Normal.
Peripheral : No edema.

- **Laboratory Data**

  On laboratory testing, his chem 7 was normal except for a glucose of 160 and creatinine of 1.5 (which was 1.3, six months ago).

  CBC was normal. CPK and troponin at admission and eight hours later are normal.

- **Radiology**

  Chest X-Ray revealed wires from his CABG, normal heart size, and clear lungs.

  ECG revealed the inverted T waves in the anterolateral leads as previously described.

- **Assessment**

  In summary, the patient is a 57-year-old male with coronary artery disease status post CABG, has progressive episodic chest pain that is classic for crescendo angina.

  His chest pain is exertional in nature and he has high risk factor with known coronary artery disease s/p CABG and diabetes. Pericarditis is less likely because of the absence of characteristic rub, pleuritic pain and ECG of pericarditis. Dissecting aortic aneurysm is unlikely because the pain is episodic and there is no pulse differential on examination and no widened mediastinum on CXR. Pulmonary embolism is unlikely because he has no risk factors and we have a better alternative diagnosis.

- **Plan**

We treated him overnight as unstable angina, using enoxaparin, aspirin, and metoprolol. He had no further pain and overnight telemetry revealed only sinus rhythm. This morning's ECG is unchanged from admission. We plan to obtain cardiac catheterization later today to better define the etiology of his pain.

和訳

- **主訴**

    胸痛。

- **現病歴**

    ジョーンズさんは57歳男性で、高血圧、糖尿病、高脂血症が既往歴としてありますが、3日間にわたる間欠的な胸痛で来院されました。

    慢性的に冠動脈疾患がありますが、7年前にしだいに悪化していく狭心症で初めて診断がつきました。三枝病変とわかり、心臓バイパス手術をうけました。

昨年の心筋灌流スキャンは正常でした。

3週間前までは特に胸痛やその他の胸部の症状もなく通常通りでしたが、この3週間の間に少しずつ胸痛や呼吸困難がときどき自覚されるようになりました。胸痛は「圧迫感」と表現され、痛みのスケールでいうと10段階の3～5ですが、頻度としては1日に1～2回おきています。毎回の胸痛発作は数分間続き、左胸部の奥深くで特に痛みが放散したりすることはなく、大体は運動時ですが、安静時におこることもあり、睡眠時の発作で目がさめることもあり、呼吸困難も自覚されています。

今朝朝食を食べている最中に、同様の胸痛ですがいつもよりも激しい10段階中8の痛みがあり、横になってニトログリセリン舌下錠を3錠服用したものの30分経っても痛みが軽減しませんでした。

発熱、体重の増減、咳や痰、吐血、嚥下困難や浮腫といった症状は認められていません。患者さんは糖尿病患者で、家族歴に冠動脈疾患が多くみられます。喫煙歴はなく、LDLは6カ月前に調べたときには正常でした。

今朝近くの救急外来を受診されました。そのときには胸痛は無くなっていましたが、心電図上T波の逆転がI、aVL、V5、V6でみられ、これは1年前の心電図にはみられなかった新しい所見でした。クレアチニンキナーゼとトロポニンは正常で、当科に精査のため転院となりました。

● **既往歴・手術歴**

10年にわたる糖尿病歴がありますが、網膜症、神経

症、腎症は合併されていません。6カ月前のHbA1cは6.7でした。
心臓バイパス手術は現病歴の通り。

- **服薬歴**
  NPHインスリン、グリブライド、イソルジル、アスピリン、メトプロロール、リシノプリル、シンバスタチン。

- **アレルギー**
  薬物アレルギーは認知している限りなし。

- **家族歴**
  両親とも高血圧持ちで、父方の祖父は53歳で心筋梗塞を起こし亡くなられています。

- **社会歴・生活歴**
  たばこは吸わず、アルコールも飲みません。

- **システムレビュー**
  全般：特になし。
  頭部：頭痛なし。頭部外傷歴なし。
  眼：視力に異常なし。
  耳：特に異常なし。
  鼻：ときどき風邪をひく。花粉症様の症状はなく、鼻に特に問題はなし。
  口：正常。
  頸部：甲状腺腫脹なし、首の痛みなし。
  呼吸器：特になし。
  循環器：現病歴の通り。

消化器：食欲良好。若干吐き気があるが、嘔吐、消化不良はなし。便通正常。
泌尿器：排尿痛、血尿、頻尿なし。
筋骨格系：関節に疼痛や腫脹はみられない。
末梢：浮腫なし。
神経：運動麻痺や感覚麻痺はなし。
血液：貧血なし。出血傾向なし。
内分泌：暑さ寒さに特別不耐症はなし。
精神：全般的に正常。過度のストレスや不安感はなし。

- **身体所見**

バイタルサイン：血圧は120/80、心拍数80で整、呼吸数15、体温は経口で36.8℃、酸素飽和度は2L酸素吸入で98%でした。

全般の印象として患者さんは痛みもなく、苦しんでいる様子もありませんでした。

身長、体重：174cm、63kg（着衣）。
頭部：特に病変無し。
頸部：甲状腺腫脹なし。推定中心静脈圧は8cm。
肺：肺音清明。前胸部拍動、胸壁の圧痛なし。
循環器：S1、S2正常で、S4は聴診されましたが雑音や心膜摩擦音はなし。
腹部：正常。
末梢：浮腫なし。

- **検査データ**

生化学はグルコースが160、クレアチニンが1.5で6カ月前の1.3から上昇している以外は正常でした。
血算は正常。CPKとトロポニンは入院時と8時間後

ともに正常値でした。

● **画像所見**

胸部X線ではバイパス手術によるワイヤーが確認できる他は、心臓の大きさも正常で、肺野も正常でした。心電図では現病歴中に述べたように、T波逆転が前壁側壁の電位でみられました。

● **診断**

まとめますと、患者さんは57歳男性で、冠動脈疾患によるバイパス手術の既往歴があり、進行性の胸痛がみられ、典型的な漸増性狭心症と考えられます。胸痛は運動によって誘発され、バイパス手術後の冠動脈疾患に加えて糖尿病もあり、狭心症においてハイリスクの患者さんです。心膜炎は特徴的な摩擦音も聴診されず、胸膜炎による痛みや心電図所見も合致しないことから考えにくい診断です。大動脈瘤解離は、痛みが間欠的であることや脈が左右同じであること、胸部X線でも縦隔の拡大がみられないことから除外します。肺塞栓もリスクファクターがないことと、狭心症の診断が色濃いことから除外します。

● **治療計画**

不安定型狭心症としてエノキサパリン、アスピリン、メトプロロールといった治療を行いました。胸痛の再発もなく、心電図モニター上でも一晩経過して洞性のリズムのみでした。今朝の心電図は入院時から変化がありませんでした。心臓カテーテル検査を今日施行し、胸痛の精査をする予定です。

付 録

- 人体各部位の英語呼称
- 頻用用語集

●人体各部位の英語呼称

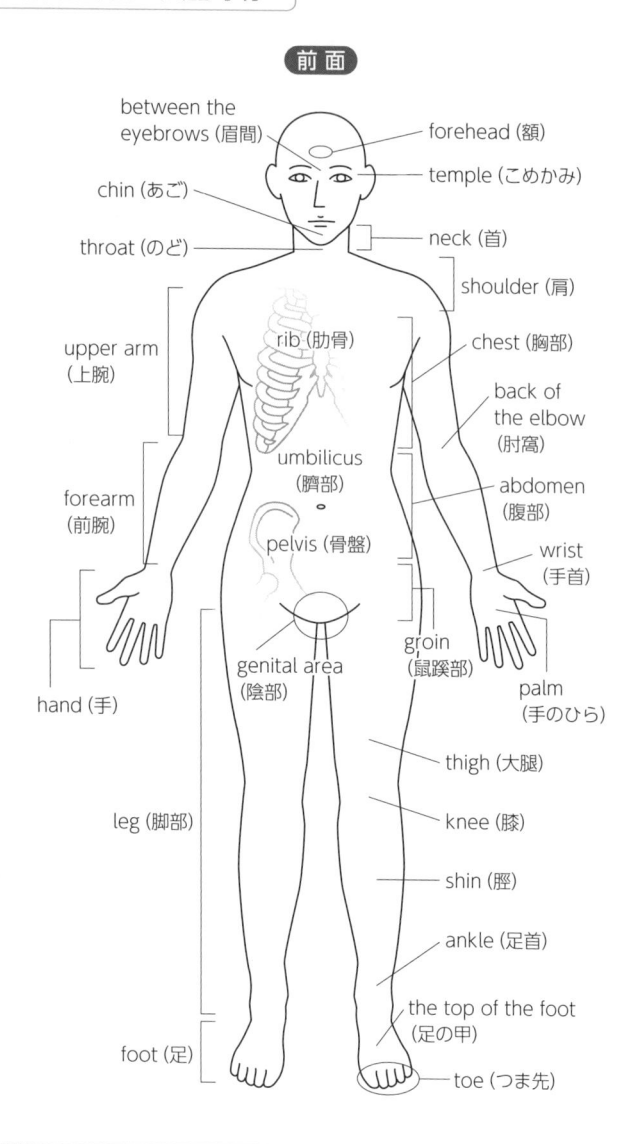

前面

- between the eyebrows (眉間)
- forehead (額)
- temple (こめかみ)
- chin (あご)
- throat (のど)
- neck (首)
- shoulder (肩)
- upper arm (上腕)
- rib (肋骨)
- chest (胸部)
- back of the elbow (肘窩)
- umbilicus (臍部)
- abdomen (腹部)
- forearm (前腕)
- pelvis (骨盤)
- wrist (手首)
- genital area (陰部)
- groin (鼠蹊部)
- hand (手)
- palm (手のひら)
- thigh (大腿)
- knee (膝)
- leg (脚部)
- shin (脛)
- ankle (足首)
- the top of the foot (足の甲)
- foot (足)
- toe (つま先)

背面

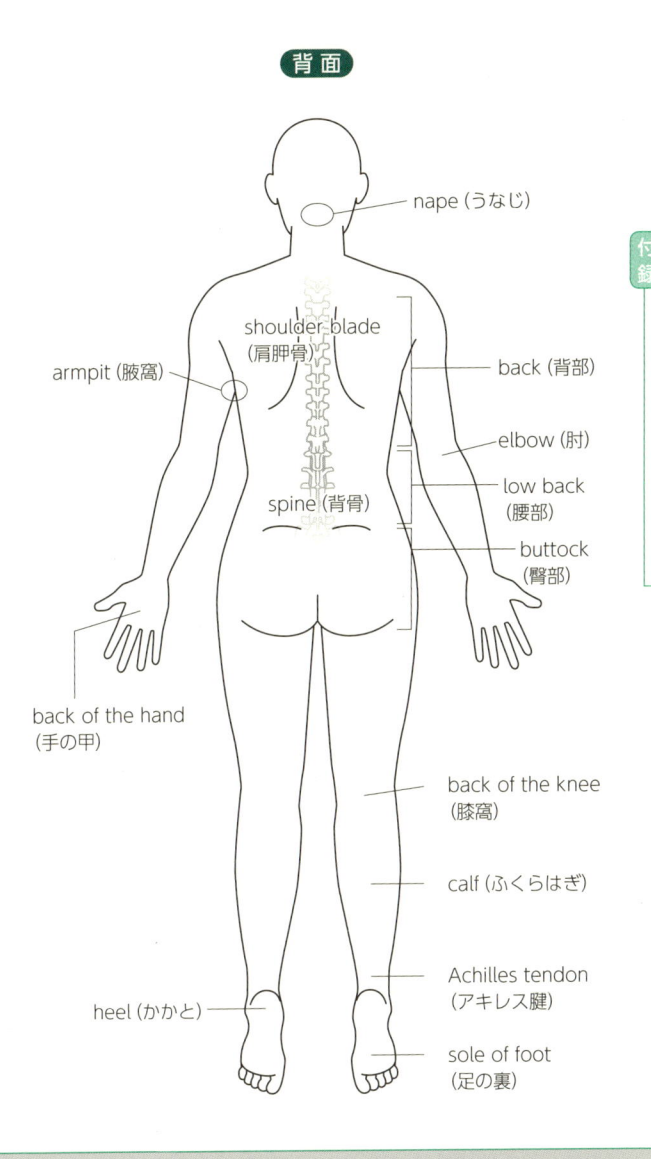

- nape (うなじ)
- shoulder blade (肩胛骨)
- armpit (腋窩)
- back (背部)
- elbow (肘)
- spine (背骨)
- low back (腰部)
- buttock (臀部)
- back of the hand (手の甲)
- back of the knee (膝窩)
- calf (ふくらはぎ)
- Achilles tendon (アキレス腱)
- heel (かかと)
- sole of foot (足の裏)

付録 ● 人体各部位の英語呼称

●頻用用語集

症状・状態	
鼻血	nose blood
鼻づまり	nasal congestion
鼻水	runny nose
鼻漏	rhinorrhea
咳	cough
痰	sputum
咳払い	throat clearing
喘鳴	wheezing
咽頭痛	throat pain
頭痛	headache
片頭痛	migraine
めまい	dizziness/vertigo
耳鳴り	ringing/tinnitus
立ちくらみ	lightheadedness
息切れ	shortness of breath
口渇	increased thirst
目のかすみ	dimming of vision
皮疹	rash
蕁麻疹	hives
かゆみ	itching
痛み	soreness
悪寒、寒気	chill
麻痺、痺れ	numbness
痙攣	cramp
腫れ	swelling
しこり	lump
炎症を起こした	inflamed
動悸	palpitation
起坐呼吸	orthopnea
胸焼け	heartburn

症状・状態

吐き気、悪心	nausea
嘔吐	vomiting
腹部膨満	bloated stomach
下痢	diarrhea
便秘	constipation
血便	blood in stool
頻尿	frequent urination
血尿	blood in urine
尿失禁	incontinence
排尿痛	urination pain
おりもの	vaginal discharge
月経異常	menstrual disorder
不正出血	abnormal vaginal bleeding
妊娠した	pregnant

程度・様態

急性の	acute
慢性の	chronic
突然の/突然に	sudden/suddenly
徐々な/徐々に	gradual/gradually
間欠的な/間欠的に	intermittent/intermittently
鈍い (痛みなどが)	dull
鋭い (痛みなどが)	sharp
刺さるような	stubbing
不快な	nagging
痺れるような	tingling
きりきりするような	cramping
拍動性の	throbbing
焼けるような	burning
腫れた	swollen

	疾患
咽頭炎	pharyngitis
溶連菌性咽頭炎	strep throat
上気道炎	upper respiratory infection
副鼻腔炎	sinusitis
扁桃炎	tonsillitis
中耳炎	otitis media
肺炎	pneumonia
インフルエンザ	flu
花粉症	hay fever
喘息	asthma
白内障	cataract
緑内障	glaucoma
アトピー性皮膚炎	atopic dermatitis/eczema
胃炎	gastritis
虫垂炎	appendicitis
糖尿病	diabetes
痛風	gout
脂肪肝	fatty liver
高脂血症	hyperlipidemia
高血圧	hypertension
不整脈	irregular heartbeat/arrythmia
心不全	heart failure
心筋梗塞	heart attack
動脈硬化	hardening of the arteries
脳梗塞	brain infarction
脳卒中	stroke
腎結石	kidney stone
前立腺炎	prostatitis
膀胱炎	cystitis
尿路感染症	urinary-tract infection

疾　患	
子宮内膜症	endometriosis
子宮筋腫	uterine fibroid
骨折	fracture
骨粗鬆症	osteoporosis
うつ病	depression

設備・器具・検査・その他	
体温計	thermometer
聴診器	stethoscope
耳鏡	otoscope
内視鏡	endoscopy
注射器	injector/syringe
点滴	drip infusion/intravenous drip
吸入器	nebulizer
診察台	exam table
直腸診	rectal exam
血液検査	blood exam
尿検査	urinary test
生体検査	biopsy
超音波	ultrasound
心エコー	cardiac echo
腹部エコー	abdominal echo
X線画像検査	X-ray exam
心電図	EKG
ワクチン接種	vaccination
抗生物質	antibiotic
抗ウイルス剤	antiviral drug/antivirotic
処方薬	prescription drug
市販薬	over-the-counter drug

薬の用法・用量		
剤形	錠	tablet
	カプセル	capsule
	包 (粉薬)	pack
	滴 (液薬)	drop
	吸入剤	inhaler
服用回数	1日1回	once a day
	1日2回	twice a day
	1日__回 (3回以上)	__ times a day
	2日に1回	every other day
	__日に1回 (3日以上)	every __ days

著者略歴

小川リール好子
Center for Allergy and Asthma of Texas 院長

1999年	東京大学医学部卒業
2002~05年	米国Beth Israel Medical Center in NY 内科研修
2005~07年	米国University of Texas Medical Branch アレルギー臨床免疫科フェロー
2007~10年	米国Baylor College of Medicine アレルギー膠原病内科助教、アレルギー臨床免疫科プログラムディレクター

2012年より現職
テキサス州ヒューストンにて開業医として日々外来診療に従事
米国内科専門医、米国アレルギー臨床免疫科専門医

医療現場ですぐに使える パターン英会話集

定価(本体1,700円+税)

2015年3月19日　第1版発行

著　者	小川リール好子
発行者	梅澤俊彦
発行所	日本医事新報社 〒101-8718 東京都千代田区神田駿河台2-9 電話　03-3292-1555(販売)・1557(編集) ホームページ：www.jmedj.co.jp 振替口座　00100-3-25171
印　刷	ラン印刷社

©Yoshiko Ogawa-Reel 2015 Printed in Japan
ISBN978-4-7849-4442-2 C3047 ¥1700E

- 本書の複製権・翻訳権・上映権・譲渡権・公衆送信権(送信可能化権を含む)は(株)日本医事新報社が保有します。
- **JCOPY** <(社)出版者著作権管理機構　委託出版物>
  本書の無断複写は著作権法上での例外を除き禁じられています。複写される場合は、そのつど事前に、(社)出版者著作権管理機構(電話 03-3513-6969, FAX 03-3513-6979, e-mail:info@jcopy.or.jp)の許諾を得てください。